RELATION DE L'ÉPIDÉMIE

DE CHOLÉRA

QUI A RÉGNÉ DANS LES VILLAGES

D'ERSTROFF, EINCHWILLER, LANDROFF
HARPRICH ET BÉRIG

Arrondissement de Sarreguemines, canton de Grostenquin

Paris. — Imprimerie de E. MARTINET, rue Mignon, 2.

RELATION DE L'ÉPIDÉMIE

DE CHOLÉRA

QUI A RÉGNÉ DANS LES VILLAGES

D'ERSTROFF, EINCHWILLER, L'ANDROFF

HARPRICH ET BÉRIG

(Arrondissement de Sarreguemines, canton de Grostenquin)

PAR

M. LE DR CHALOT

PARIS

VICTOR MASSON ET FILS

PLACE DE L'ÉCOLE-DE-MÉDECINE

1866

RELATION DE L'ÉPIDÉMIE

DE CHOLÉRA

QUI A RÉGNÉ DANS LES VILLAGES

D'ERSTROFF, EINCHWILLER, LANDROFF HARPRICH ET BÉRIG.

Le Choléra, puisqu'il faut l'appeler par son nom (car quand il est apparu dans mon canton, quelques esprits forts de ma petite localité lui ont contesté son identité ; c'étaient, disaient-ils : Fièvre jaune, miliaire, etc.), a fait son apparition dans le village de Vahl d'abord (canton de Faulquemont), au mois de mars.

Vers la fin de ce susdit mois, on constatait déjà quelques cas cholériques à Erstroff, puis en avril il décimait ce village, en même temps qu'il se montrait d'une façon toute bénigne à Harprich.

On n'en parlait plus, quand tout à coup, fin juin, il apparut terrible dans le village d'Einchwiller.

Après ce dernier, Landroff, Bérig ont eu leur tour. Bien des victimes sont certainement à regretter dans ces cinq villages, mais, enfin, la façon dont s'est comporté le fléau nous fait remercier Dieu de ne l'avoir pas vu trop redoutable encore.

La position géographique du premier village infecté est au N.-E. des suivants. Pendant tout le temps de la durée de l'épidémie, ce sont les vents d'Ouest et de S.-O. qui ont prédominé : le fléau a donc marché contre le vent.

Chose que nous tenons grandement à constater, car tout de suite, d'emblée, nous allons nous poser les questions suivantes :

1° Le Choléra est-il contagieux ?

2° Le Choléra est-il infectieux ?

Question de grande controverse, que nous ne prétendons guère résoudre, mais à l'appoint de laquelle nous allons apporter nos réflexions.

Le Choléra est-il contagieux ?

Oui, certainement, il l'est. Mais dans les conditions suivantes : un foyer cholérique restreint, c'est-à-dire se bornant à un village, à une rue, à une maison, étant donné, il ressortira de toute observation que le Choléra est alors éminemment contagieux. Les faits abondent tellement, qu'il serait oiseux de les rapporter.

Pour la seconde question : Le Choléra est-il infectieux ?

Il n'en est plus de même. Un foyer cholérique existe, mais il est placé à de grandes distances des points où le Choléra se déclare, ou insidieusement, ou d'une façon abrupte.

Ici nous ne pouvons plus guère décider, car les renseignements deviennent contradictoires. Voici pour notre compte ce qui s'est produit.

Le Choléra éclate à Erstroff, à Harprich. Tout d'abord on nous dit : un tel, un tel sont allés à Vahl. Quelques jours après leur retour, ils ont été atteints du Choléra ; leurs proches, un peu plus tard. Mais, informations mieux prises, depuis huit ou quinze jours, un tel, un tel sont morts, offrant les mêmes symptômes : signes qui d'abord n'ont point attiré l'attention, mais qui, maintenant rapprochés des seconds, leur ont été en tout semblables.

Que décider en semblable occurrence ?

Doute. C'est ce doute seul qui nous fait admettre la *contagion* et l'*infection* cholériques en même temps.

DÉNOMINATIONS CHOLÉRIQUES.

Dans nos rapports que nous adressons à Son Excellence, M. le Ministre de l'intérieur, nous ne parlons que du *Choléra*.

A ce sujet, nous devons dire que, pour nous, toute infection cholérique ne peut revêtir un autre nom. Le même poison a produit partout la même maladie ; le degré d'intoxication seul a varié. Aussi tout ce que nous avons observé, nous ne le classons que sous un seul et même nom :

LE CHOLÉRA.

Ce qui ne nous empêchera point de distinguer par des noms propres chacun des degrés, chacune des périodes cholériques ; les mots *Diarrhée écumeuse*, *Diarrhée cholériforme*, *Cholérine*, *Diarrhée riziforme* se retrouveront souvent sous notre plume.

DIVISIONS DES DIVERS DEGRÉS D'INTOXICATION.

SYMPTOMATOLOGIE PROPRE A CHACUNE DES PÉRIODES CHOLÉRIQUES.

Nous admettons trois degrés d'infections, constituant à eux trois une seule et même phase morbifique, divisée en trois périodes correspondant à autant de degrés d'intoxication.

Chaque degré, chaque période seront accompagnés des symptômes qui leur sont propres, qui les caractérisent :

PREMIER DEGRÉ. . . .   *Diarrhée écumeuse.*
DEUXIÈME DEGRÉ . . .   *Choléra algide.*
TROISIÈME DEGRÉ . . .   *Cholérine.*

Premier degré. — Première période.

Diarrhée écumeuse.

Au milieu de la plus belle santé, tout à coup, et sans cause connue, plutôt la nuit que le jour, le malade éprouve dans le ventre des gargouillements continus, bruyants : on les entend même à une assez grande distance. Il n'y a point de coliques ; le besoin d'aller à la selle ne tarde pas à se faire sentir. La selle est copieuse, féculente, *écumeuse*.

Ces faits se reproduisent à des intervalles plus ou moins éloignés. Les selles gardent les mêmes caractères pendant une, deux, trois heures. Le malade n'est pas inquiet ; la langue reste belle ; l'appétit est conservé.

Deuxième degré. — Deuxième période.

Cholérine.

Les selles à cette période sont devenues très-fréquentes, plus abondantes que précédemment. Leur caractère est d'être *riziformes*, écumeuses toujours ; langue chargée. Le malade se sent affaibli ; il éprouve à l'épigastre un sentiment de striction, souvent fort pénible. L'expiration est prolongée ; elle se fait comme en soupirant. Des envies de vomir se produisent; les vomissements apparaissent; le facies reste bon cependant.

Il n'en est pas de même lorsque la Cholérine menace de devenir *mortelle par elle-même;* car on meurt tout aussi bien de la Cholérine que du Choléra.

Alors les selles toujours nombreuses sont fétides; le malade a des vomissements glaireux, quelquefois bilieux. L'état typhoïde domine la scène, et le malade s'éteint dans le coma.

Troisième degré. — Troisième période.

Choléra algide.

Ce qui constitue le caractère pathognomonique de ce troisième degré, ce sont surtout les changements qu'éprouve l'habitude extérieure du corps du malade.

Spectacle effrayant et bien digne de terreur ! Les extrémités se refroidissent et deviennent livides; le corps lui-même tout entier revêt cette teinte sinistre; la peau des mains est ridée comme celles d'un cadavre qui aurait séjourné huit jours à l'amphithéâtre; elle est enduite d'une sueur froide et visqueuse. La voix est éteinte; les urines supprimées (1) ; les yeux environnés d'un cercle bleuâtre sont enfoncés dans les

______

(1) Signe presque toujours mortel. Quand les urines réapparaissent, la guérison est assurée.

orbites. Le malade en proie à des crampes atroces se tord dans son lit, hurle, gémit.

D'un autre côté, les selles quelquefois fréquentes, sont quelquefois supprimées; il en est de même des vomissements. Les crampes et les coliques empêchent le malheureux malade de mourir tranquille.

Tels sont les trois degrés que l'observation rigoureuse nous a permis de reconnaître à l'intoxication cholérique.

Dans tous trois, nous voyons la diarrhée constamment dominer la scène. Son caractère seul n'est point le même pour le premier degré. C'est cette diarrhée initiale que nous appellerons *prémonitoire*, ne la confondant point avec la Cholérine. *Jamais* elle n'a manqué. Nous n'avons point rencontré de cas de Choléra foudroyant : ce que nous avons observé, c'est la différence de durée de la *diarrhée écumeuse prémonitoire*, qui a varié de quelques heures à quelques jours.

TERMINAISONS.

Premier degré. — Première période.

A ce degré initial, la guérison est la règle, qu'elle soit spontanée ou provoquée.

S'il n'en est pas ainsi, la maladie passe au deuxième degré, atteint la deuxième période et devient :

Cholérine.

Deuxième degré. — Deuxième période.

La question est déjà plus grave : la diarrhée riziforme qui est apparue est plus difficile à supprimer ; ensuite il y a parfois des envies de vomir.

Néanmoins les guérisons peuvent être encore spontanées, seulement elles sont plus rares. Elles sont fréquentes, encore provoquées.

Les cas, qui dans cette période sont mortels, ont pour caractère de produire chez le malade un affaiblissement progressif qui se termine par le coma et la mort.

Troisième degré. — Troisième période.

Ici le plus souvent le malade meurt dans la période algide.

Dans le cas contraire, la réaction s'établit avec ou sans persistance de diarrhée et de vomissements.

Rarement la réaction se soutient ; le plus souvent le malade, après avoir donné les plus belles espérances, retombe dans la période algide et meurt : c'est ce que nous appellerons le *Choléra à répétition*.

D'autrefois, la réaction s'accompagne de la forme typhoïde, et il en est mort de cette façon à peu près autant qu'il s'en est rétabli.

Observation. — Les malades ont toujours succombé dans l'attitude suivante : couchés sur l'un ou l'autre côté et pelotonnés sur eux-mêmes.

OBSERVATIONS.

C'est la population des travailleurs qui a seule été décimée.

Les conditions hygiéniques dans lesquelles elle se trouve expliquent suffisamment de pareils faits. L'ouvrier de la campagne est généralement fort étroitement logé ; la nourriture est toute végétale. L'air ne pénètre dans les pièces puantes de l'habitation commune que par le plus grand des hasards. Ici les fenêtres n'ont d'autre usage que de laisser passer la lumière. On ne les ouvre jamais.

On a beaucoup parlé des fumiers comme préservatifs du Choléra. Rien n'est moins prouvé.

La plupart du temps, les écuries communiquent largement, et d'une façon permanente, avec le corps de logis. Les habitants de semblables maisons se seraient donc trouvés dans les conditions préventives les plus favorables. Il n'en a rien été ; c'était là surtout que le Choléra frappait avec rage ; les serviteurs eux-mêmes qui logeaient dans les étables étaient atteints tout aussi bien et aussi gravement que leurs maîtres.

Le Choléra, dans les cinq villages qu'il vient de

visiter, a offert cette particularité de régner exclusivement dans certaines rues (dont la façade est en général tournée vers le nord). Le reste des habitations a été tout à fait exempt de sa visite.

Les personnes atteintes de quelque affection chronique n'ont pas été plus frappées que d'autres.

Le Choléra n'a point respecté la grossesse. Une femme arrivée au terme de la gestation, et dans la période algide, est accouchée seule spontanément ; la délivrance a été artificielle. L'enfant était mort ; la mère a succombé quelques heures après.

MARCHE DU CHOLÉRA DANS CHAQUE LOCALITÉ. — DURÉE.

C'est à Erstroff que le Choléra est apparu pour la première fois vers fin mars 1866.

Nous n'avons obtenu sur son invasion que des renseignements contradictoires.

Jusqu'au 15 avril, c'était la Cholérine plutôt que le Choléra algide qui attaquait silencieusement la population : les décès étaient rares.

Mais du 15 au 30, quelques cas de Choléra algide se sont produits ; ils ont presque tous été mortels ; la Cholérine elle-même a revêtu en même temps un caractère de gravité exceptionnelle (forme typhoïde).

Cet état a duré une dizaine de jours ; puis tout s'est terminé doucement par de la Cholérine légère qui a persisté jusque fin mai.

Dans ce village, existe une petite tribu juive, qui se livre exclusivement au commerce, et se nourrit d'une façon plus substantielle que le reste de la population. Ses logements sont propres, mais le vêtement est en général sordide.

Dans ces conditions d'hygiène, cette petite tribu (80 âmes à peu près), a joui d'une immunité cholérique à peu près complète.

Vers la même époque, c'est-à-dire fin mars, le Choléra algide tuait en deux ou trois jours six personnes à Harprich. Comment était-il venu ? Les documents que nous avons recueillis n'avaient rien de probant.

Durant tout le mois de mai, nous n'avons plus eu que des Cholérines plus ou moins graves, mais point de décès.

Nous arrivons à Einchwiller, où le Choléra s'est montré terrible. Le 26 et le 27 juin, il éclatait d'emblée. Pendant quelques jours la mortalité ne fait qu'augmenter. Puis la Cholérine s'entremêlant au Choléra algide, le fléau va décroissant d'intensité et finit brusquement le 25 juillet.

A Landroff et à Bérig, même ignorance sur le mode d'invasion. Quelques cas de Choléra, à plusieurs jours d'intervalle, apparaissent d'abord ; puis pendant huit à douze jours, le Choléra règne en maître et tue. La Cholérine surgit alors, et l'épidémie allant en diminuant finit par Landroff et Bérig à peu près en même temps, c'est-à-dire vers le 15 septembre.

L'épidémie devenue bénigne a duré plus longtemps à Landroff que dans tout autre village. Cette localité est cependant un modèle de propreté. Les autorités municipales, dès longtemps à l'avance, avaient pris toutes les mesures d'hygiène publique nécessaires. Le mode d'être de la population peut seul expliquer les faits constatés : *démoralisation absolue.*

TRAITEMENT.

La méthode de traitement que nous avons suivie a été la *méthode des symptômes.* A l'heure qu'il est, dans l'état actuel de la science, il n'en existe pas de plus rationnelle et qui soit susceptible de donner de plus beaux résultats.

Mesures préventives.

Elles sont de deux ordres :

1° GÉNÉRALES. — (*Hygiène publique*).

Transport des fumiers dans les champs.

Cloaques comblés ou désinfectés.

Lavage des rues.

Blanchissage des maisons.

2° PARTICULIÈRES. — (*Hygiène domestique*).

Travail modéré.

Alimentation substantielle et régulière.

Ventilation et lavages fréquents des pièces habitées.

Changement de linge de corps deux ou trois fois par semaine.

Abstinence sévère de toute espèce d'excès.

Boisson légèrement tonique après les repas, telles que : café, thé, etc.

Chaque matin, prendre dans un demi-verre d'eau sucrée une cuiller à bouche, de la préparation suivante :

> ℞ Alcoolat de mélisse....... 120 grammes.
> Laudanum de Sydenham... 25 gouttes.

NOTA. — Cette petite précaution a suffi pour ras-surer et préserver une foule d'individus.

Entretenir dans l'habitation un foyer constant, soit d'acide phénique, soit de chlorure de chaux.

Thérapeutique.

Dans chaque commune envahie, nous avons aus-sitôt fait transporter le mobilier pharmaceutique sui-vant :

Laudanum de Sydenham.	Feuilles de menthe.
Ammoniaque anisé.	— mélisse.
Sous-nitrate de bismuth.	Fleurs de camomille.
Alcoolat de mélisse.	Farine de moutarde.
Limonade Rogé.	— graine de lin.
Sirop de cachou.	Teinture de cantharides.

Acide phénique.
Sulfate de fer.
Chlorure de chaux.

Médication générale.

Première période.

Diète. — Faire coucher le malade, et le tenir chaudement.

Eau de riz, aromatisée avec un peu d'eau de menthe, de camomille ou d'alcoolat de mélisse.

A prendre immédiatement, et cela dans *l'espace d'une heure*, un demi-verre d'eau sucrée froide, additionnée de huit gouttes de laudanum de Sydenham.

Le malade doit prendre la préparation par petites gorgées.

Ce précepte est de rigueur ; si le malade avalait le breuvage d'un trait, il le vomirait sûrement.

Deuxième période.

Même traitement que pour la première, en y ajoutant toutefois un lavement laudanisé (douze gouttes).

Ici encore, nous ne saurions trop répéter que le lavement ne doit pas être copieux.

Un demi-verre d'eau de riz tiède suffit grandement. Autrement, le lavement serait rendu aussitôt que pris, et nul effet ne s'ensuivrait.

Si la diarrhée persiste, nous ajoutons alors à l'eau de riz laudanisée de fortes doses de sous-nitrate de bismuth : une, deux, trois, quatre cuillerées à café.

En même temps : cataplasmes très-chauds et laudanisés à l'épigastre. Cette façon d'agir s'applique surtout aux malades qui se plaignent d'anxiété épigastrique ; ils s'en sont en général très-bien trouvés.

Troisième période.

C'est ici que nous avons eu recours à trois médications diverses :

1° Si la diarrhée et les vomissements persistent, en même temps que l'algidité ne cesse de faire des progrès, nous prescrivons au malade la même médication que précédemment : seulement au lieu de l'eau de riz, c'est le café froid qui sert de véhicule.

Sinapismes aux extrémités; vésicatoire à l'épigastre.

Nous avons laissé les frictions de côté, car elles nous ont paru être de peu d'efficacité. Nous leur avons substitué l'enveloppement dans le lit, de briques chaudes appliquées tout le long du corps. Nous évitons de découvrir le malade, de le manipuler intempestivement, et nous le réchauffons d'une façon plus sûre.

2° Si la diarrhée seule persiste, nous augmentons la dose du laudanum (douze à quinze gouttes en lavement), nous appliquons des cataplasmes très-épais et *très-chauds* sur le ventre. Toujours la diète, toujours réchauffer.

3° Si les vomissements persistent, alors nous avons

recours à *l'eau froide* tout bonnement; prise par petites gorgées, elle a produit les plus beaux résul-tats.

En désespoir de cause, nous avons mis les malades à la *diète de toute boisson :* ils ont souffert horrible-ment pendant une heure ou deux, puis tout est rentré dans l'ordre, et nos malades ont guéri. Nous devons dire qu'en ce moment, la plupart d'entre eux avait passé la période algide.

Les stimulants toniques et diffusibles n'ont point été épargnés. L'alimentation progressive ne saurait être trop surveillée, car la diarrhée avait une singu-lière tendance à se reproduire.

Nous avons toujours procédé par quelques bouil-lons maigres ou gras dégraissés, pris très-chauds, en petites quantités à la fois, et nous avons réussi.

Il nous est arrivé de voir quelquefois la diarrhée persister en dehors de la période algide. La langue était chargée.

Dans cette occasion *seule*, nous avons administré les purgatifs salins (limonade Rogé), et la diarrhée cessait, et chaque fois les malades ont guéri.

Il n'en a pas été de même lorsque les purgatifs étaient administrés au début; alors ils ont très-certai-nement amené la période algide, et mes malades sont morts.

Les vomitifs, au début, ont produit les mêmes effets. Déjà un de nos maîtres, savant entre tous, honnête praticien s'il en fut, avait constaté les mêmes effets. M. Forget, lors d'une épidémie de pneumonie en 1853, à Strasbourg, déclare hautement : « Le vomitif a produit le Choléra chez mon malade : ce dernier en est mort ».

Que dire à présent, d'hommes dépourvus de toute vraie science médicale, qui allaient prônant les vomitifs au début ? Possédant, disaient-ils, une panacée, un remède infaillible contre le Choléra ? Triste, triste.

Et encore. Mais il y a mieux que cela.

A Landroff, on a cherché à nous faire passer pour un *empoisonneur*. Pourquoi ? parce que nous prescrivions du laudanum.

O Basiles, doublés de quelques ivrognes, calomniez, calomniez, allez, il en restera toujours quelque chose. Vous avez fait quelques malheureuses victimes. Quant à moi, je ne vous en veux pas, je vous tiens en trop profond mépris.

Résultats de la médication des symptômes.

	Malades.	Guéris.
Einchwiller.	222	141
Harprich.	48	42
Bérig.	83	59
Landroff.	103	70
Erstroff.	119	99

Nous avons perdu pour 100 malades :

à Einchwillers. . . .   36,48
à Harprich.   12,50
à Bérig.   28,91
à Landroff.   33,33
à Erstroff.   16,80

Et en totalité 28,52 pour 100.

En somme, voilà une épidémie étendue, qui a
emporté 28,52 malades pour 100, quand partout
ailleurs, la mortalité est de 30, 40, 60 pour 100 et
davantage.

En face d'un semblable chiffre, nous nous sentons
à l'aise, et en vérité, l'épithète d'empoisonneur, dont
on nous a si gracieusement gratifié, ne nous embar-
rasse guère.

Concluons de ce qui précède, que la méthode des
symptômes, comme nous l'avons proclamé au début,
est la plus simple peut-être, et très-certainement
aujourd'hui la plus rationnelle, et encore la meil-
leure.

Maintenant que nous avons fini, nous remercions de
grand cœur, et nous louons les hommes libres, les
honorables prêtres, les nobles et courageuses filles de
charité qui n'ont pas cessé de nous prêter l'assistance
la plus héroïque.

Honneur également aux autorités départementales, qui, par leurs visites, ont si puissamment contribué à relever les courages abattus!

FIN.

Paris. — Imprimerie de E. MARTINET, rue Mignon, 2.